TRAUMATISME

DE

LA CORNÉE

PAR

Le Docteur L. VIGNES

Communication faite à la *Société de Médecine Pratique*
Séance du 3 décembre 1891.

CLERMONT (OISE)

IMPRIMERIE DAIX FRÈRES

3, PLACE SAINT-ANDRÉ, 3

—

1892

TRAUMATISME

DE

LA CORNÉE

PAR

Le Docteur L. VIGNES

Communication faite à la *Société de Médecine Pratique*
Séance du 3 décembre 1891,

CLERMONT (OISE)

IMPRIMERIE DAIX FRÈRES
3, PLACE SAINT-ANDRÉ, 3

—

1892

TRAUMATISME DE LA CORNÉE

PAR

Le Docteur VIGNES

———

Le 24 octobre dernier, j'étais appelé dans un département voisin, pour y voir un homme âgé de 50 ans, dont l'œil gauche avait été, 16 jours auparavant, contusionné par une branche d'arbre.

Je n'ai relevé chez lui aucun antécédent morbide général ou local digne d'être mentionné.

Quant à son œil blessé, il se présentait dans l'état suivant : vive injection des vaisseaux de la conjonctive et de l'épisclère, pas de sécrétion muqueuse ou purulente, pas d'affections des voies lacrymales.

La cornée, trouble dans toute son étendue, était entourée par une ulcération circulaire large d'un millimètre à 1 mill. 1/2, qui comprenait tout le limbe scléro-cornéen. La lèvre externe de cette ulcération se perdait insensiblement dans la conjonctive bulbaire, tandis que son bord interne se délimitait par un épais bourrelet, formé par les lames de la cornée exulcérées à leur périphérie.

Ce bourrelet était circonscrit lui-même par une zone d'infiltration large d'à peu près 1 millimètre, d'aspect blanc-jaunâtre.

A l'éclairage oblique, il apparaissait que l'épithélium antérieur était conservé sur toute la surface de la cornée en dedans de la zone ulcérée ; mais on pouvait constater, d'autre part, que la chambre antérieure était entièrement remplie de pus, dont la présence donnait par transparence l'aspect d'une cornée totalement infiltrée.

Le pus contenu dans la chambre antérieure constituait un épais magma qui semblait plus concret encore en bas et en dedans.

Le malade se plaignait de violentes douleurs spontanées, avec élancements, visions lumineuses subjectives, tous symptômes qu'exagérait la pression.

La tension était à peu près normale, peut-être un peu supérieure à celle de l'autre œil, resté bien portant.

En résumé, il s'agissait d'une kératite ulcéreuse, avec iridocyclite suppurative développée consécutivement à l'infection de la surface ulcérée.

Si le diagnostic était aisé à formuler, la pathogénie des accidents et surtout l'existence de l'ulcération circulaire de la cornée étaient plus difficiles à interpréter. Avant de vous faire connaître l'explication que je m'en suis donnée, permettez-moi de vous énumérer en quelques mots les renseignements anamnésiques que j'ai recueillis du malade et de ses médecins.

M. X., en se promenant dans un bois, est frappé à l'œil par une petite branche déplacée accidentellement de la position qu'elle occupait. Le choc est relativement peu intense et le blessé, rentré chez lui, se borne à quelques affusions d'eau fraîche sur son œil. Le lendemain cet œil est un peu douloureux ; le blessé se rend chez son médecin qui ne constate rien d'anormal. Mais les jours suivants, la cornée, tout en conservant son aspect lisse, devient légèrement trouble, puis opalescente et enfin on aperçoit une petite ulcération sur le limbe ; plus tard, de l'hypopion survient, tandis que l'ulcération gagne tout le limbe.

Voilà pour la filiation des accidents ; passons à leur genèse. A mon avis, le corps contondant, agissant au sommet de la cornée, a eu pour effet d'aplatir la convexité de la membrane et il est supposable que la force vive du choc, en venant s'épuiser à la périphérie cornéenne, a produit : soit une contusion vive suivie de mortification des éléments anatomiques et de fissures du revêtement épithélial, qui ont permis l'infection de la membrane par les microbes pathogènes qui, même en dehors de tout état pathologique, habitent les culs-de-sac de la conjonctive ; soit l'attrition des plexus de la cornée, lésions nerveuses suivies ensuite de troubles trophiques ; et, assurément, la physionomie de cet œil rappelle l'ensemble des troubles trophiques que l'on produit par section du trijumeau chez les animaux.

Abandonné à lui-même, que pouvait devenir cet œil ? L'ensemble des lésions dont il était atteint, la marche des accidents laissait pressentir qu'il allait devenir panophtalme et que la scène devait se terminer sous peu par la fonte purulente de l'organe.

Pour essayer de conjurer ces accidents, je procédai, avec une rigoureuse antisepsie, à une large ouverture de la chambre antérieure. Cette paracentèse fut suivie de l'évacuation du pus y contenu ; le surplus fut retiré au moyen de lavages intra-oculaires répétés. Restait encore une pseudo-membrane fibrino-pyoïde que j'enlevai fragments par fragments, à l'aide d'une pince introduite dans la chambre antérieure. Ceci fait, je constatai que la cornée était transparente en sa portion centrale, dans une étendue représentant les trois quarts de sa surface ; que son épithélium était conservé jusques aux limites de l'ulcération ; que la pupille était noire ; le cristallin en place ; le corps vitré transparent ; que le malade avait de la perception lumineuse.

Mais la cornée était anesthésique, ce qui indiquait que sa vitalité était bien compromise.

Malgré ce signe pronostique fâcheux, je pouvais encore espérer qu'un traitement approprié serait capable d'obvier à la perte totale de la cornée et, sûrement, d'éviter la panophtalmite et la fonte de l'organe.

L'œil fut donc largement saupoudré d'iodoforme, placé sous un pansement antiseptique et le malade dirigé sur ma clinique.

Les soins qu'il y a reçus ont consisté en applications antiseptiques, en paracentèses répétées de la chambre antérieure, en électrisation de la cornée, en applications chaudes. Sous l'influence de ces divers agents, les douleurs disparurent entièrement, le travail ulcératif diminua d'intensité, les vaisseaux de la conjonctive et de l'épisclère se décongestionnèrent un peu. Mais au bout de quelques jours, il se reforma dans la chambre antérieure des exsudats fibrineux jaunâtres qui indiquaient qu'il n'y avait pas d'amélioration réelle de l'irido-cyclite infectieuse.

Mon chef de clinique, le docteur Hegg, ex-assistant de la clinique ophtalmologique de Berne, très compétent en recherches bactériologiques, avait ensemencé sur la gélatine, l'agar-agar et le bouillon, des fragments de cornée et des secréta pris au niveau de l'ulcération. Ces cultures nous avaient démontré la présence d'agents infectieux et comme vraisemblablement ceux-ci avaient pénétré profondément les tissus, je me décidai à chercher à antiseptiser l'œil plus profondément.

Dans ce but, j'ai mis à profit l'action du trichlorure d'iode, antiseptique bien étudié par Koch, qui le considère comme plus microbicide que le sublimé et qui a été utilisé en ophtalmologie pour la première fois, par le professeur Pflüger.

Concurremment à des injections sous-conjonctivales d'une solution de trichlorure d'iode, à 1 pour 2000, était pratiquée l'ouverture de la chambre antérieure. Dans ces conditions, ainsi qu'il ressort des recherches de M. Pflüger (1), les liquides introduits sous la conjonctive, pénètrent dans un laps de temps très court les milieux de l'œil et viennent en baigner les éléments anatomiques.

J'ai fait, quatre jours durant, une injection à mon malade, à peu près au niveau de l'insertion des muscles droits de l'œil.

Deux jours après la dernière, l'œil avait totalement changé d'aspect, le globe se décongestionnait ; on voyait, par transparence, la sclérotique ; les exsudats inflammatoires de la chambre antérieure se résorbaient en partie ; le centre de la cornée restait transparent.

A cette époque, 20me jour environ depuis son arrivée à Paris, mon malade voulut revenir chez lui. L'anesthésie de la cornée

(1) Congrès d'ophtalmologie de 1891, Paris.

persistait, l'élimination de sa périphérie, ralentie, se continuait cependant, la mortification des lames antérieures de la cornée semblait fort probable et la formation d'un leucome cicatriciel total, paraissait devoir être l'issue la plus heureuse de cette kératite. Dans ces conditions, je ne crus pas devoir retenir plus longtemps ce blessé et le laissai partir tout en le priant de faire continuer par son médecin nos soins, pour obtenir, le plus vite possible, formation de tissu cicatriciel, et empêcher la panophtalmite. Depuis lors, j'ai eu la satisfaction d'apprendre que les choses semblent aller aussi bien que possible.

Mon but, Messieurs, en vous apportant cette observation, a été d'attirer votre attention sur une forme de kératite traumatique, de variété absolument rare ; je n'ai pas connaissance qu'il existe dans la littérature ophtalmologique de faits semblables.

La forme de cette ulcération en anneau faisant entièrement le tour de la cornée offrait un aspect tout particulier ; elle présentait des analogies avec les cornéites que l'on observe au cours des conjonctivites blennorrhagiques graves, alors que la cornée se détache en entier, ou les kératites trophiques par lésions du trijumeau, mais ne rappelait en rien la kératite traumatique vulgaire.

Dans mon cas, en effet, contrairement à ce que l'on observe habituellement dans les traumas cornéens ou l'ulcération tend de proche en proche vers le centre, celle-ci avait débuté par un petit point localisé à la périphérie pour gagner ensuite tout le limbe scléro-cornéen.

Un autre point sur lequel je crois utile d'insister est que les ensemencements faits par M. Hegg ont donné éclosion à une culture de diplocoques absolument pure, dont l'aspect a paru tout à fait particulier à mon ami Vignal, qui a bien voulu contrôler ces recherches faites à son laboratoire du Collège de France.

Voici la note que M. Hegg a jointe à la préparation que j'ai l'honneur de vous soumettre : « Les cultures sur agar-agar et bouillon ont été fertiles. Une culture sur la gélatine n'a donné aucun résultat. Les cultures sur l'agar sont blanches, restent à la surface sans pénétrer dans l'intérieur de l'agar et ne liquéfient pas ce dernier.

« Après coloration avec le bleu de méthylène et décoloration d'après la méthode de Gram, on trouve dans tous les tubes, et sur l'agar et sur le bouillon, des cultures pures d'un petit diplococcus qui forme en quelques endroits de petites chaînes. »

La cornée d'un lapin a été inoculée, mais cet animal étant mort accidentellement, l'expérience a dû être recommencée. Elle est actuellement en cours et s'il en découle un fait intéressant, j'aurai l'honneur de vous le communiquer.

La marche de l'affection que je viens de vous décrire a été très insidieuse et montre combien le pronostic doit être réservé en présence d'une contusion même légère de la cornée.

Quant aux conséquences pratiques à tirer de cette observation, elles résident dans l'obligation de procéder rigoureusement à l'antisepsie de tout œil blessé.

C'est tous les jours que l'on peut constater que des lésions même très superficielles, telles qu'éraillures épithéliales, petit corps étranger de la cornée, qui, soignées méthodiquement, guérissent sans encombre, deviennent, par manque de soins, l'origine d'infections graves pouvant compromettre l'existence de l'œil ou tout au moins sa fonction.

Dans tous ces cas il ne faut donc pas se contenter de l'introduction banale de quelque pommade réputée antiseptique ou de lotions faites avec le très innocent acide borique. Nous avons le devoir d'être plus complet, c'est-à-dire de pratiquer le savonnage, puis l'irrigation antiseptique des paupières, sourcils et régions avoisinantes, qu'on fera suivre de lavages prolongés de la cornée et de la conjonctive. Après quoi, on doit ectropionner les paupières pour promener à plusieurs reprises à la surface des culs-de-sac et de la caroncule, des bourdonnets d'ouate imbibée de solutions antiseptiques. Finalement l'œil sera placé sous un pansement occlusif.

L'œil n'aime pas tous les antiseptiques et en particulier l'acide phénique; mais il s'accommode fort bien de beaucoup d'autres, tels que l'iodoforme, le sublimé, le biiodure, l'oxycyanure de mercure, le naphtol.

J'ai insisté à la Société d'ophtalmologie sur les avantages que nous offrent en chirurgie oculaire les solutions de ce dernier à 1 pour 2,500. Je l'ai employé fidèlement trois ans durant, bien que son peu de solubilité soit parfois gênant. Peut-être la microcidine, qui, comme vous le savez, est une naphtolate de soude, pourra-t-elle lui être substituée avantageusement.

Quoi qu'il en soit du reste de l'antiseptique choisi, la rigueur dans la méthode a une bien plus réelle importance.

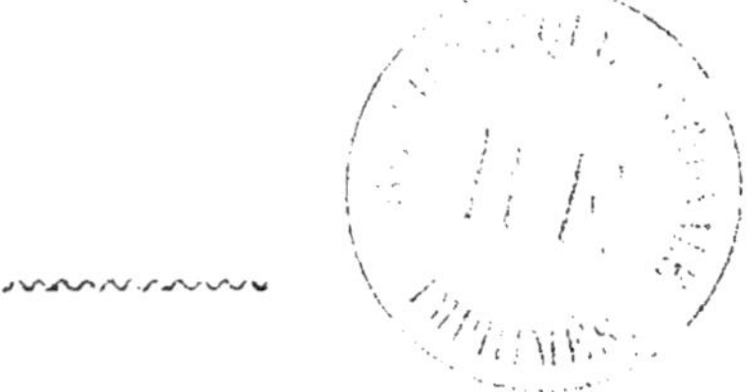

Clermont (Oise). — Imprimerie Daix frères, place Saint-André, 3.